Autres livres par:
Carmen & Rosemary Martinez Jover

Disponible sur:
www.amazon.com & www.carmenmartinezjover.com

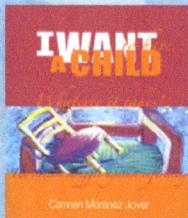

Je veux avoir
un enfant!

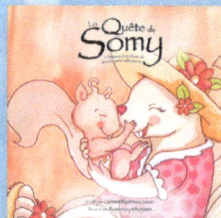

La Quête de Somy

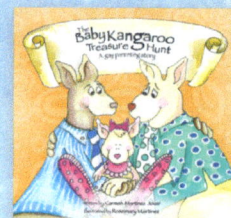

La chasse au trésor pour
un bébé kangourou

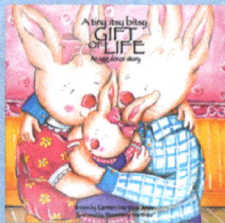

Un tout petit petit
Cadeau de Vie: filles*

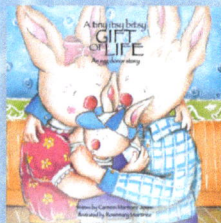

Un tout petit petit
Cadeau de Vie: garcons*

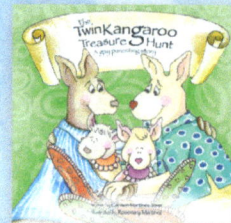

La chasse au trésor
pour kangourous jumeaux

* Disponible sur:
English, Español, Français, Italiano,
Português, Svenska, Türkiye, Česky, Русский & Nederlands

Un grand merci à Diana Guerra,
qui m'a suggéré le thème de cette histoire.
Je lui serais toujours reconnaissante
pour son amitié et son aide ainsi qu'à
nos filles Anna et Nicole qui nous
ont mises sur le même chemin.

Carmen Martinez Jover

⭐

Aux étoiles de ma vie.

Rosemary Martinez

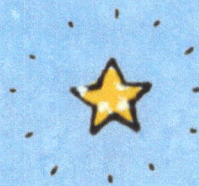

Copyright du Texte Français © 2017 **Carmen Martinez Jover**
www.carmenmartinezjover.com
Copyright des illustrations © 2007 **Rosemary Martínez**
www.rosemarymartinez.com

ISBN 978-607-29-0624-2
Recipes of How Babies are Made
1ère edition anglaise septembre 2007

Recetas para Hacer Bebes
1ère edition espagnole septembre 2007

Recettes pour faire des bébés
1ère edition français juillet 2017

Récit : Carmen Martinez Jover
Conception et illustrations : Rosemary Martínez
Disposition: Victor Alfonso Nieto

Remerciements spéciaux à Lone Hummelshoj, www.endometriosis.org e
Sandra de la Garza, www.ami-ac.com

Recettes pour faire des bébés

De
Carmen Martínez Jover

Illustré par
Rosemary Martínez

Les Bébés et les gâteaux sont faits de façon très similaire

Ingrédients pour faire un gâteau:

- ✓ du lait
- ✓ de la farine
- ✓ des œufs
- ✓ du beurre

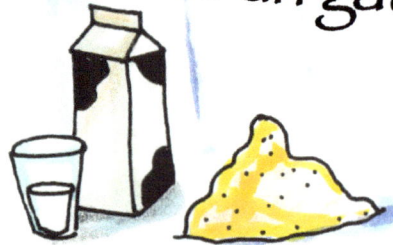

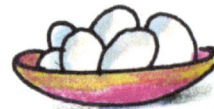

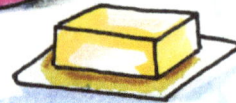

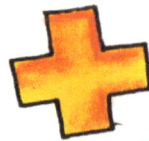

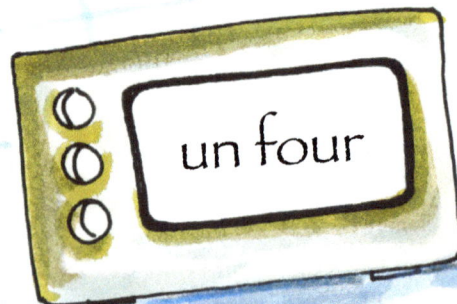

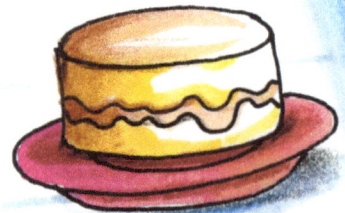

+

un four = un gâteau

Ingrédients pour faire un bébé:

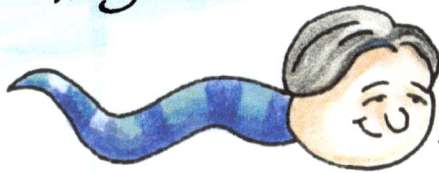 un spermatozoïde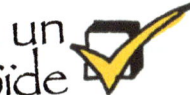

un ovule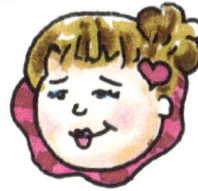

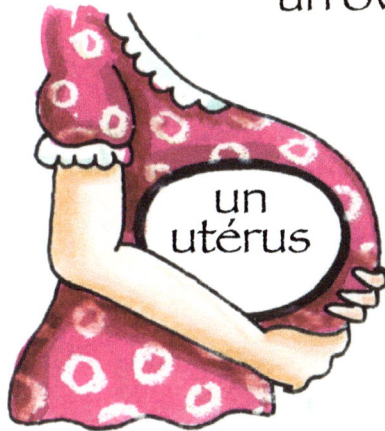 un utérus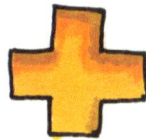

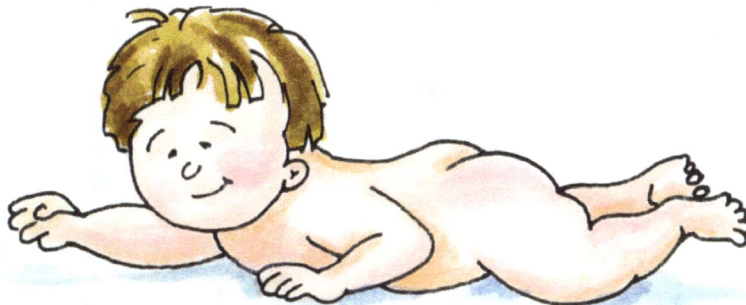

un bébé

D'où viennent les ingrédients pour faire un gâteau?

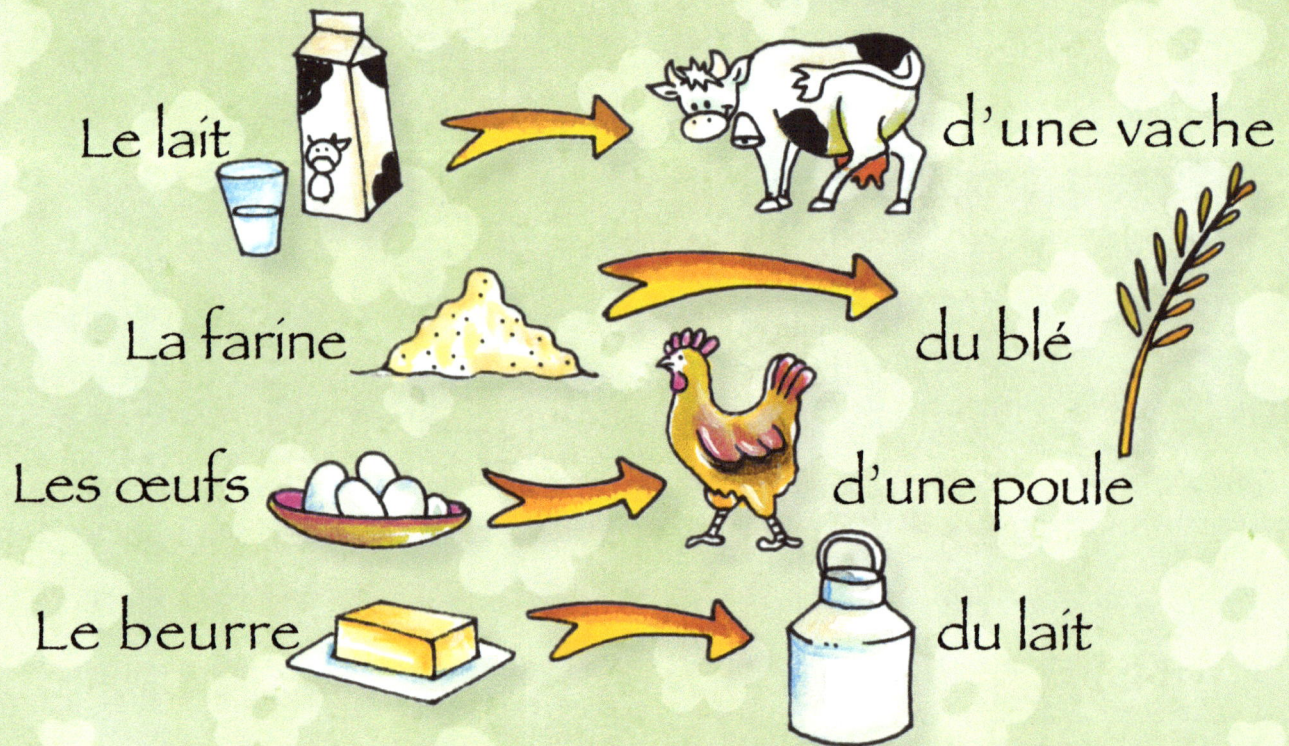

Le lait → d'une vache

La farine → du blé

Les œufs → d'une poule

Le beurre → du lait

Instructions:

Mélanger tous les ingrédients et mettre au four.

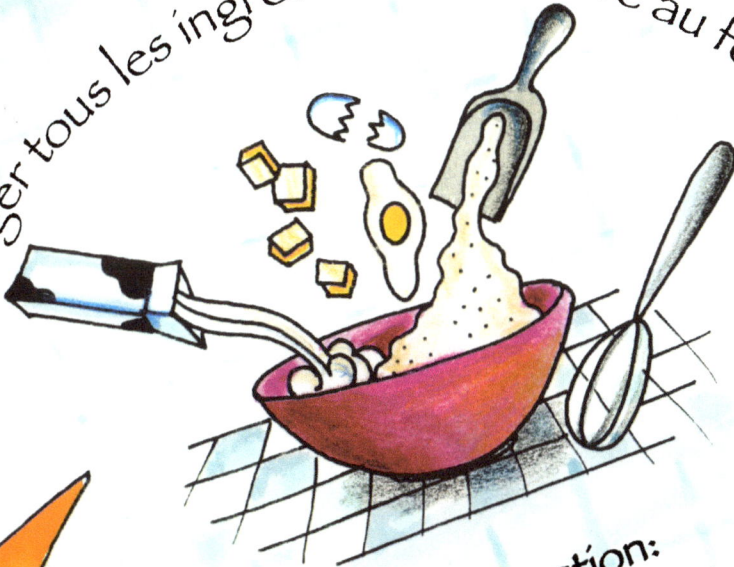

Question:
Où grandit le gâteau?

Réponse:
Dans un four et cela prend environ 30 minutes.

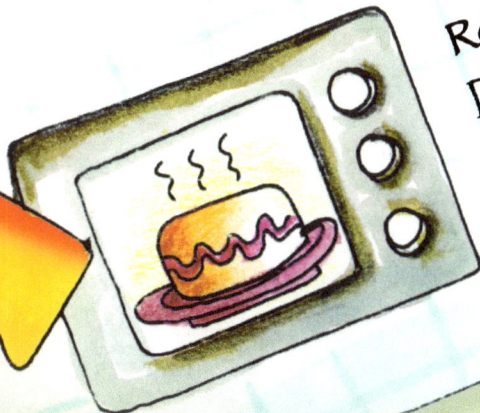

D'où viennent les ingrédients pour faire un bébé?

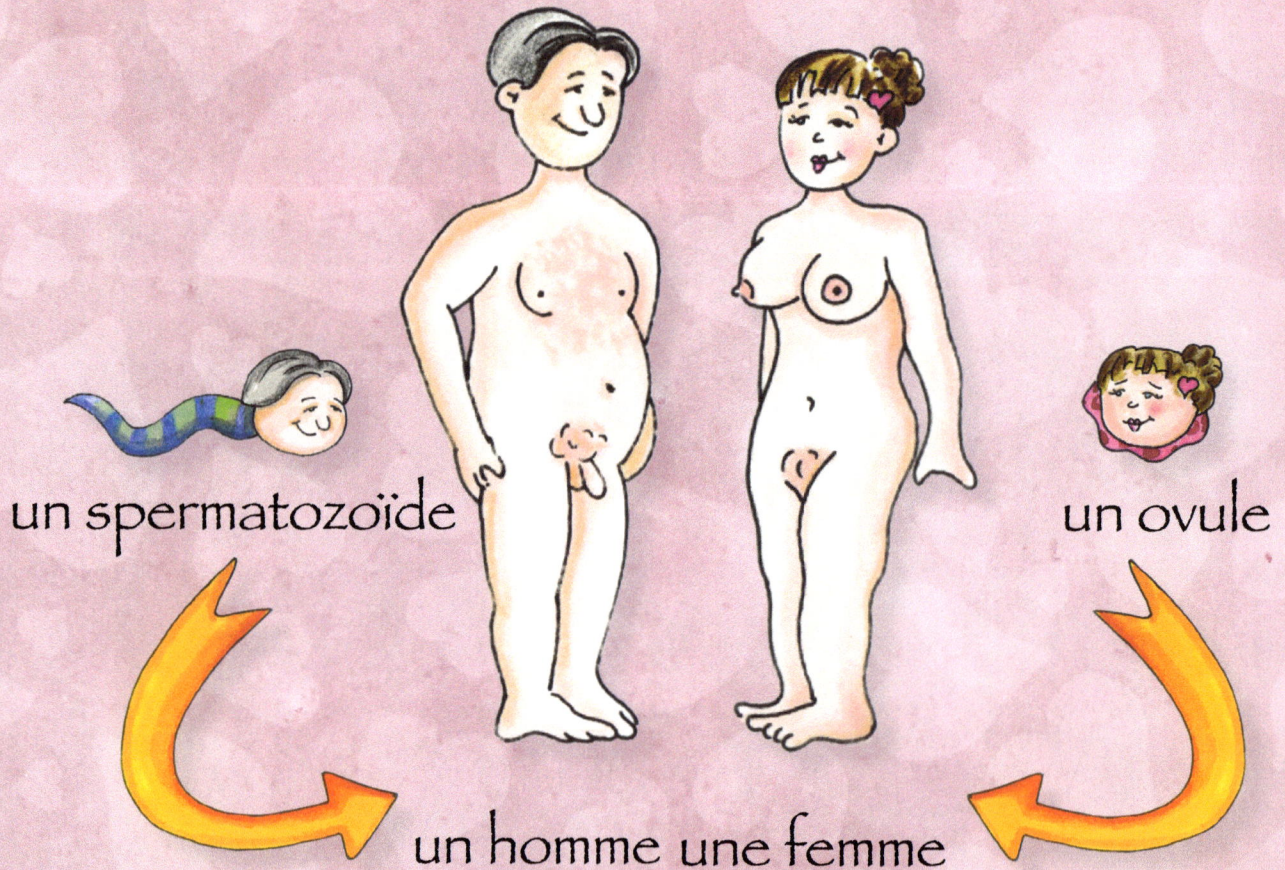

un spermatozoïde

un ovule

un homme une femme

Instructions:

Mélanger tous les ingrédients et les mettre dans le un utérus d'une femme.

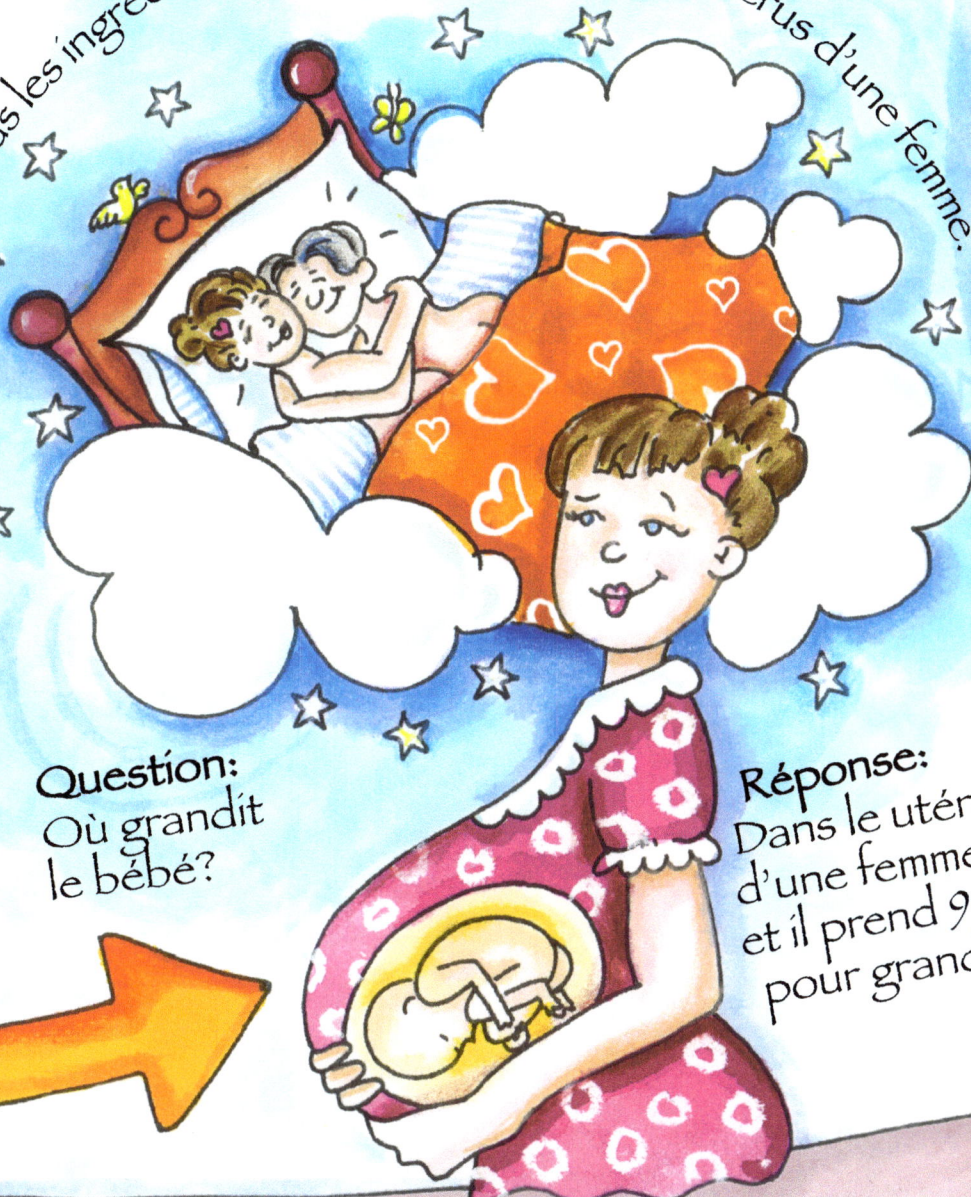

Question:
Où grandit
le bébé?

Réponse:
Dans le utérus
d'une femme
et il prend 9 mois
pour grandir.

Comment se forme un bébé

Dans le un utérus d'une femme, que l'on appelle l'utérus un **ovule** et un **spermatozoïde** fusionnent pour former **une cellule**, quand cela arrive on dit qu'ils sont **fertilisés**.

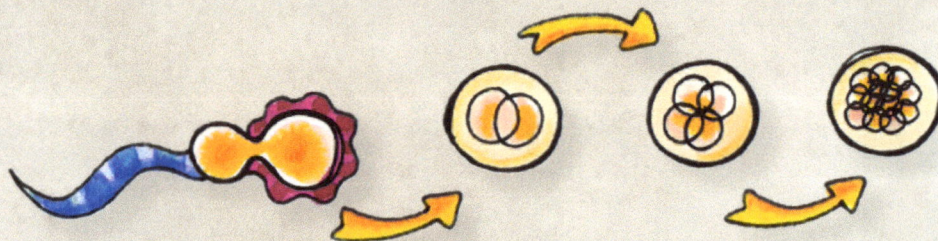

Alors la cellule commence à grandir et à se diviser pour former le début d'un bébé, que l'on appelle un **embryon**, un peu plus grand on l'appelle un fœtus et quand il naît on l'appelle **un bébé**.

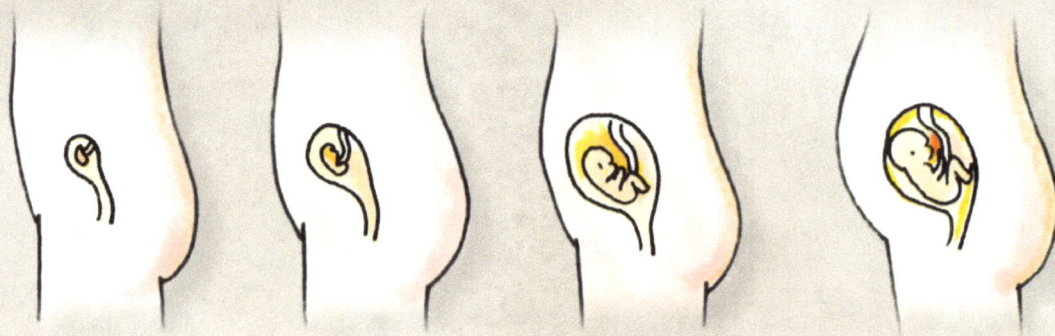

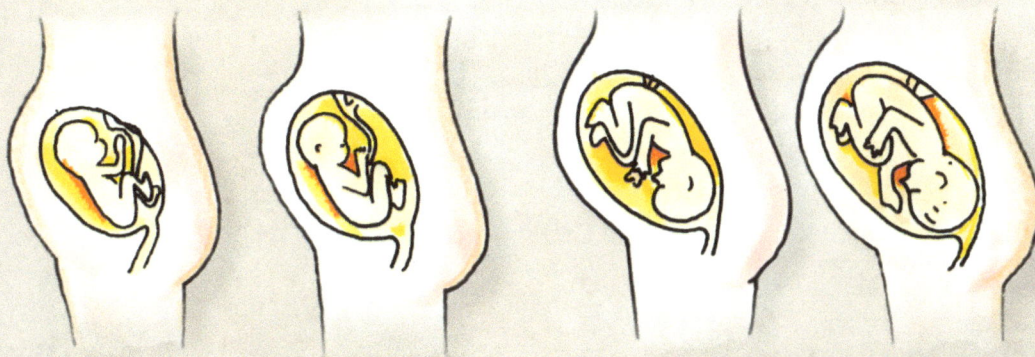

Une femme est **enceinte** depuis le moment de la fertilisation jusqu'au moment de la naissance. Pendant ce temps le fœtus grandit dans l'utérus durant **9 mois.**

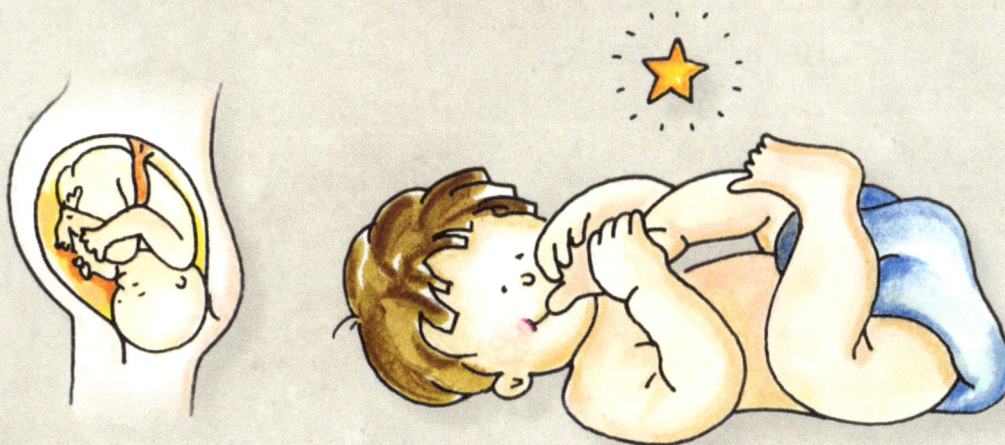

Quand il manque un ingrédient

Parfois les couples veulent avoir un bébé mais la "recette classique" ne semble pas fonctionner, alors ils sont très tristes car ils veulent vraiment un bébé pour devenir une Maman et un Papa.

Nous allons vous donner ici toutes les différentes recettes qui existent pour faire des bébés.

Voyons voir ce dont nous avons besoin pour chaque recette:

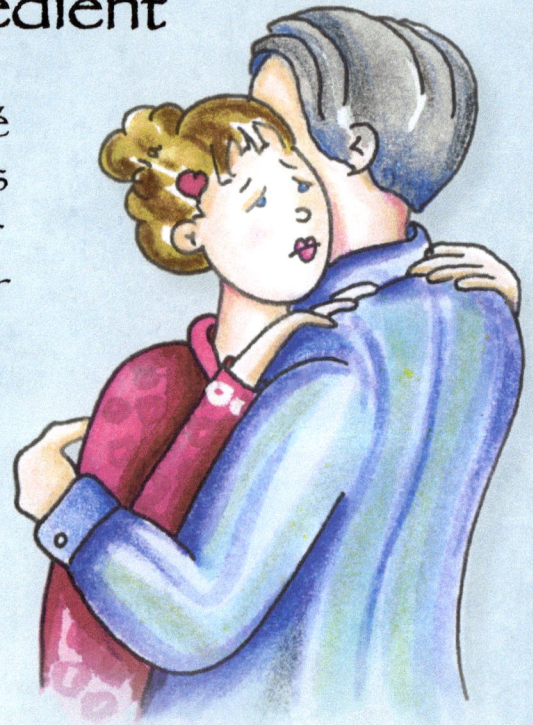

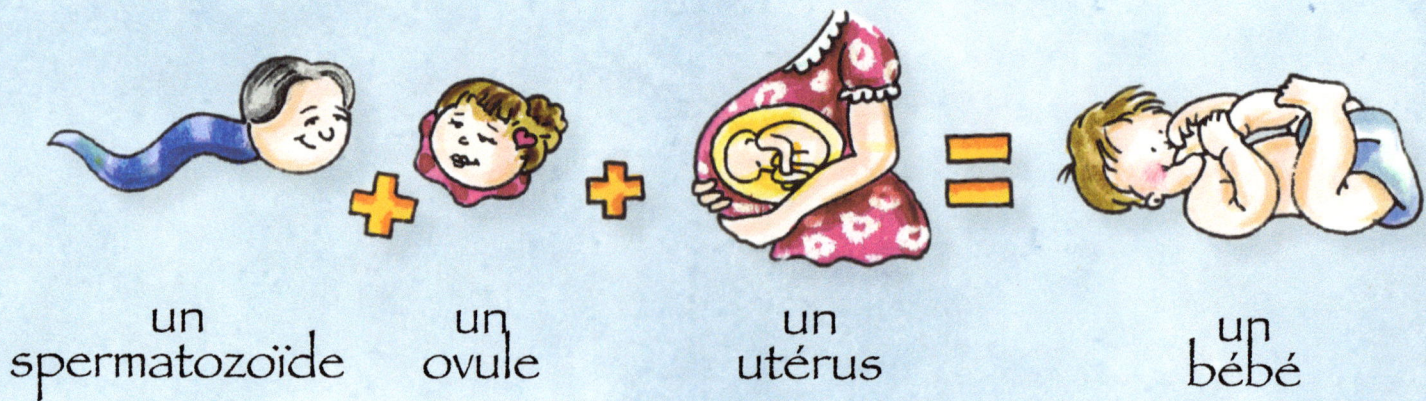

un spermatozoïde + un ovule + un utérus = un bébé

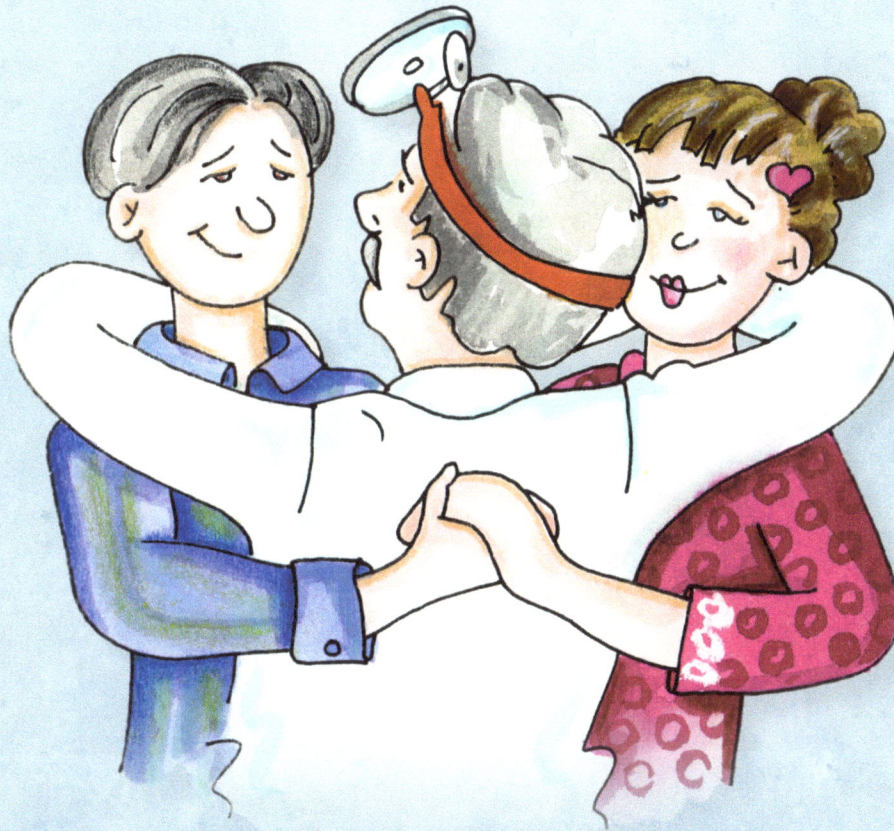

Parfois la Maman et le Papa n'ont pas ces
ingrédients de base alors ils vont voir un docteur
qui va les aider à avoir un bébé.

Recette classique

Dans cette recette, qui est aussi connue comme la **"conception naturelle"**, le spermatozoïde du Papa et l'ovule de la Maman se fertilisent de façon naturelle dans le un utérus de la Maman.

"De façon naturel ou naturellement" cela veut dire que cela se passe sans l'aide d'un docteur.

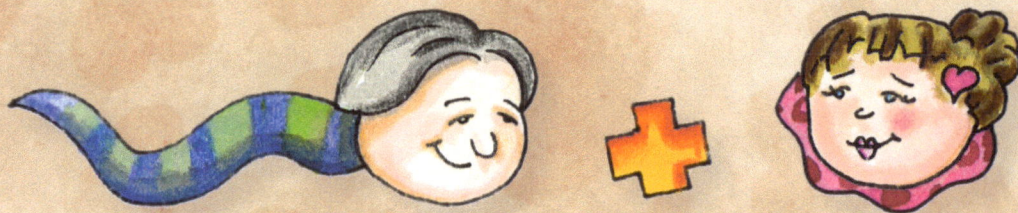

un spermatozoïde   un ovule

Une fois que l'ovule est fertilisé par le spermatozoïde il commence à se diviser, formant un embryon, après cela devient un fœtus qui continue à grandir et à grandir jusqu'à donner naissance à un bébé 9 mois plus tard.

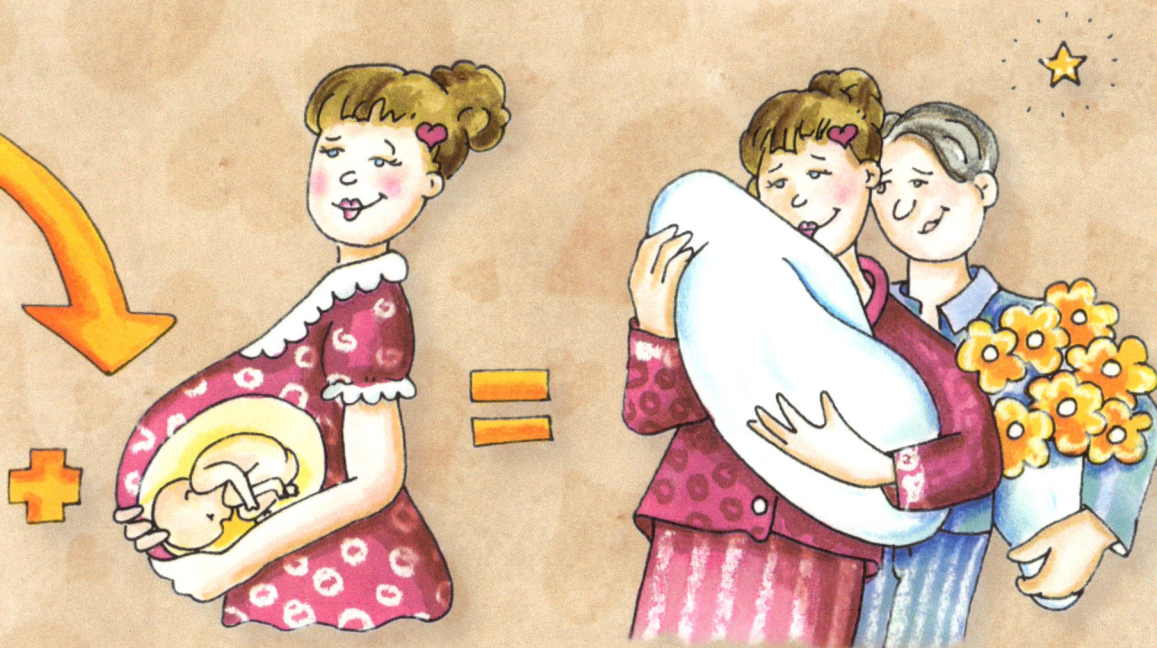

un utérus

un bébé

Recette In Vitro

Parfois l'ovule de Maman et les spermatozoïdes de Papa ne se fertilisent pas tout seuls alors le docteur les mets ensemble dans une éprouvette et il s'en occupe jusqu'à ce qu'ils se fertilisent et qu'ils deviennent un embryon.

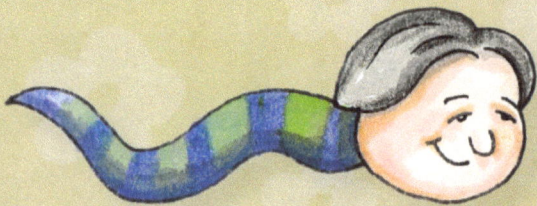 + 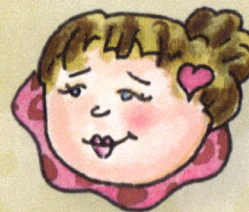 +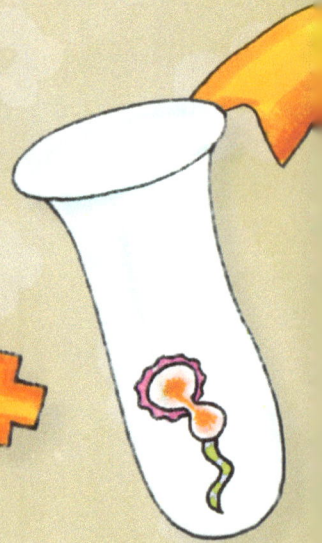

un spermatozoïde   un ovule

Quand l'embryon commence à grandir le docteur le place
dans l'utérus de la Maman, où il continue à grandir
jusqu'à la naissance du bébé 9 mois plus tard.

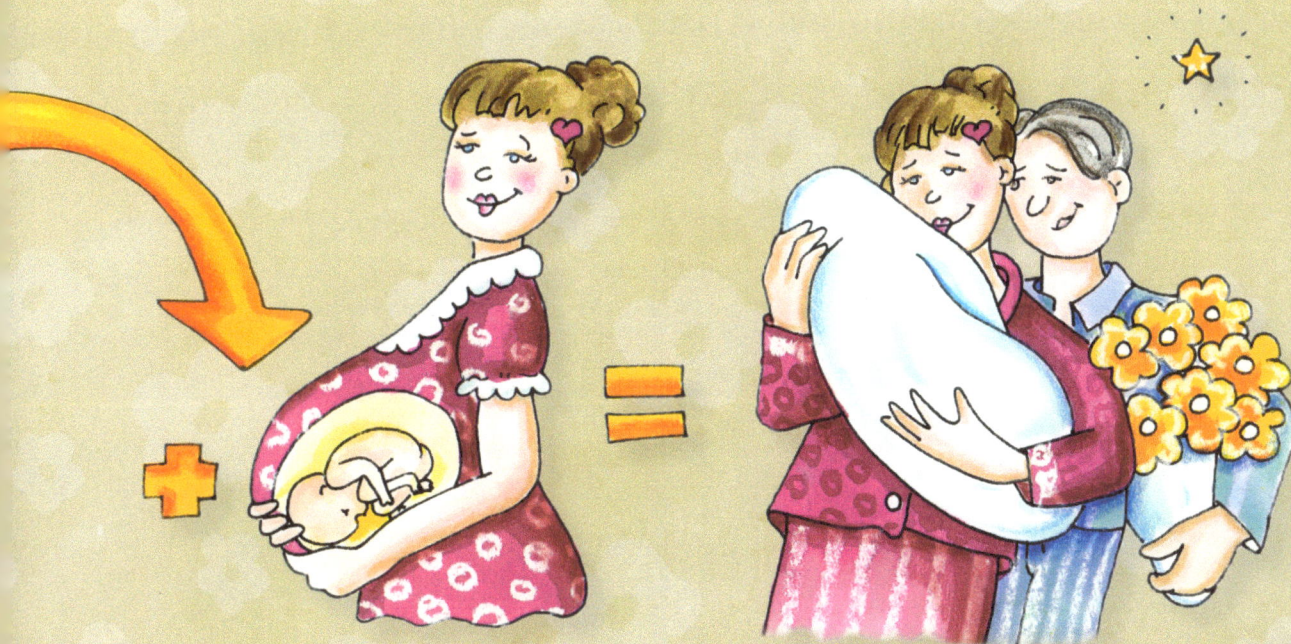

un utérus

un bébé

Recette pour le don de sperme

Parfois les spermatozoïdes du Papa ne fonctionnent pas correctement alors un autre homme donne un peu de son sperme (qui contient des spermatozoïdes), c'est ce qu'on appelle **"le don de sperme"**.

Le docteur fertilise l'ovule de la Maman dans une éprouvette avec le sperme donné.

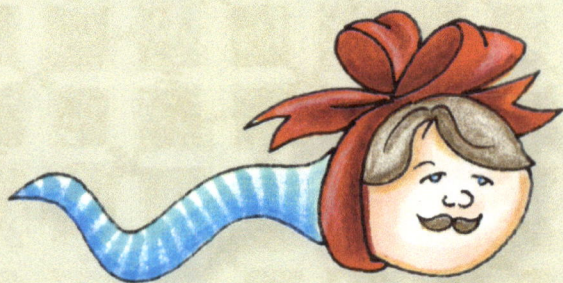

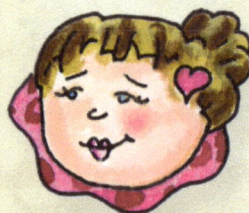

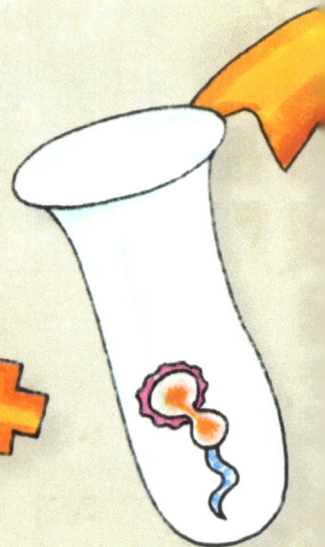

un spermatozoïde donné   un ovule

Quand l'embryon commence à grandir le docteur le place dans l'utérus de la Maman, où il continue à grandir jusqu'à la naissance du bébé 9 mois plus tard.

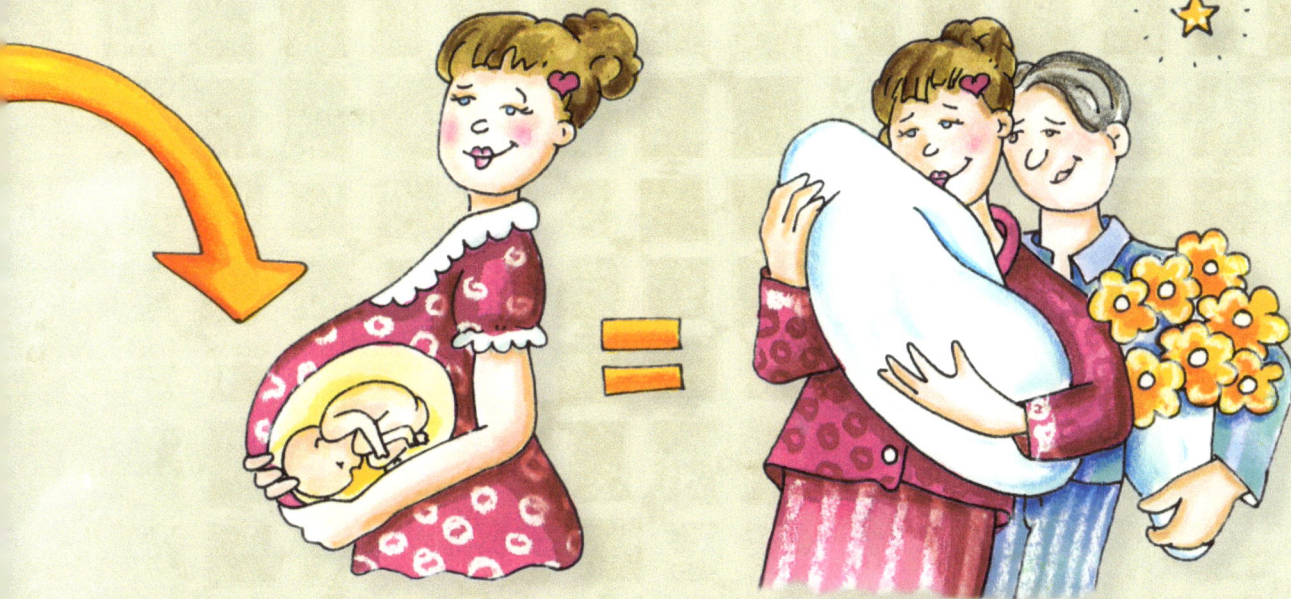

un utérus   =   un bébé

Recette pour le don d'ovule

C'est parfois l'ovule de la Maman qui ne fonctionne pas correctement alors une autre femme donne un de ses ovules, cela s'appelle **"le don d'ovule"**.

Le docteur fertilise l'ovule donné avec le sperme du Papa dans une éprouvette.

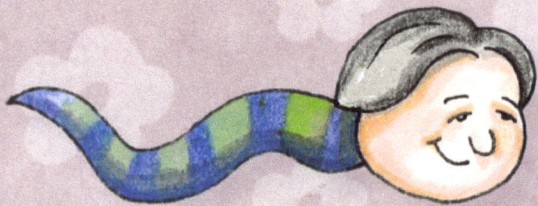

un spermatozoïde

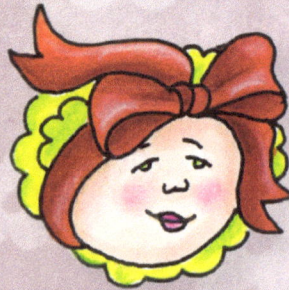

un ovule donné

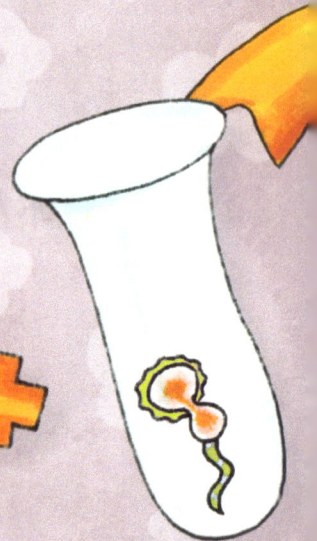

Quand l'ovule et le spermatozoïde se fertilise et que l'embryon commence à grandir le docteur le place dans l'utérus de la Maman, où il continue à grandir jusqu'à la naissance du bébé 9 mois plus tard.

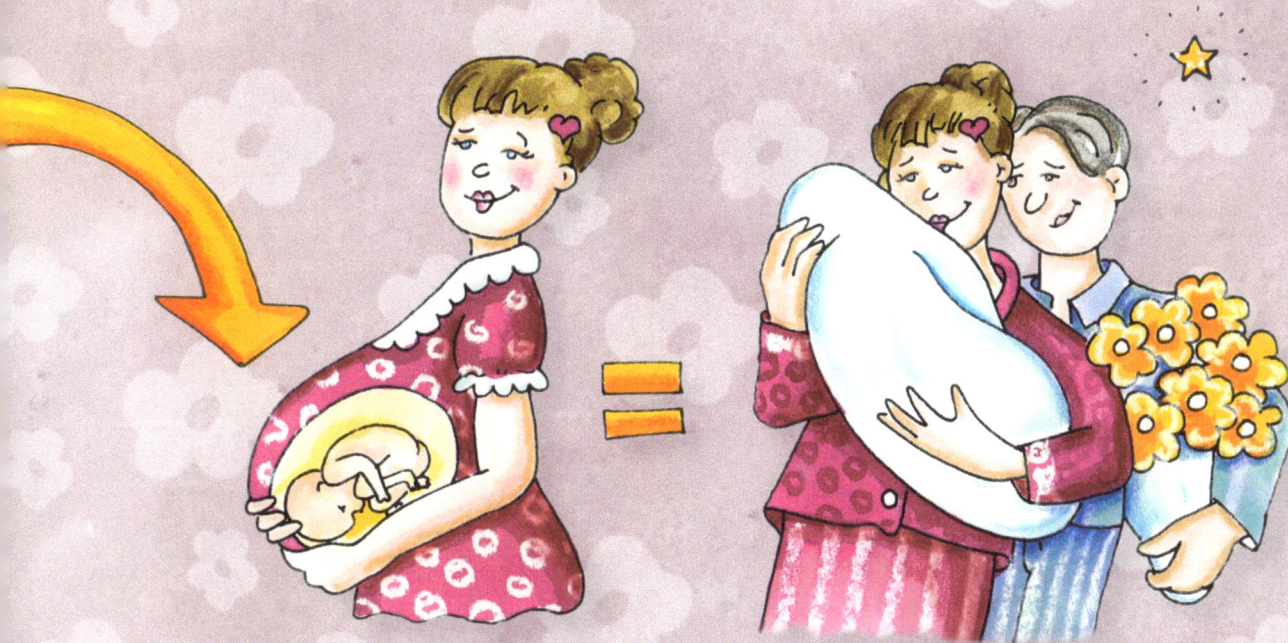

un utérus   un bébé

Recette pour le don d'embryon

Dans cette recette ni les ovules de la Maman ni les spermatozoïdes du Papa ne fonctionnent correctement, alors une autre femme fait don d'un ovule et un autre homme fait don de son sperme.

Le docteur aide l'ovule et le sperme donnés pour qu'ils se fertilisent dans une éprouvette.

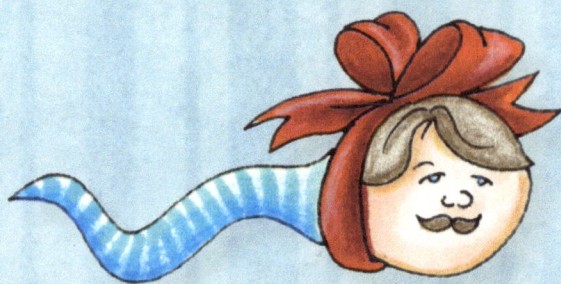

un spermatozoïde
donné

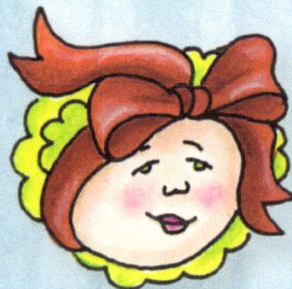

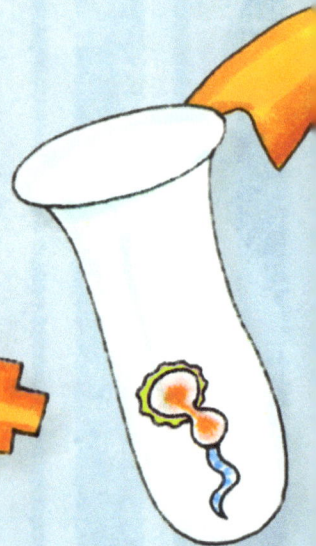

un ovule
donné

Quand l'embryon commence à grandir le docteur le place dans l'utérus de la Maman, où il continue à grandir jusqu'à la naissance du bébé 9 mois plus tard.

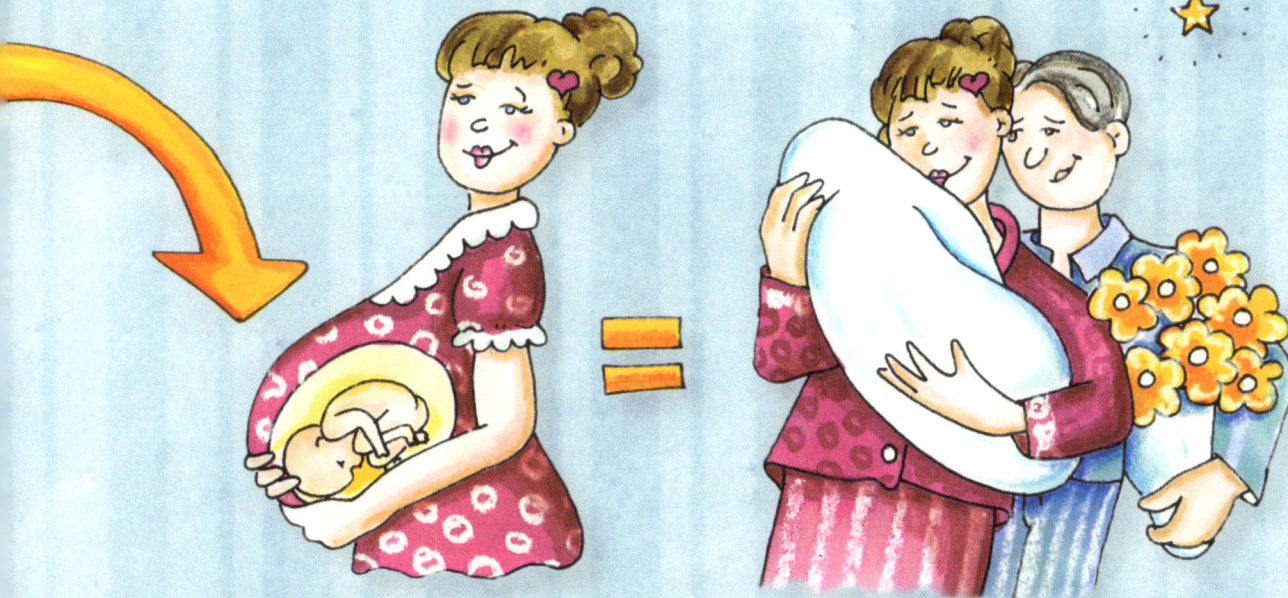

un utérus = un bébé

Recette pour mère porteuse

Parfois le un utérus de la Maman ne fonctionne pas correctement même si ses ovules et les spermatozoïdes du Papa sont bien, alors ils ont besoin de l'utérus d'une autre femme pour faire grandir leur bébé pour eux pendant 9 mois.

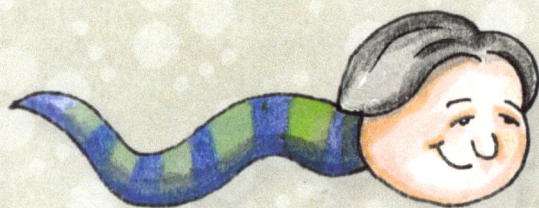 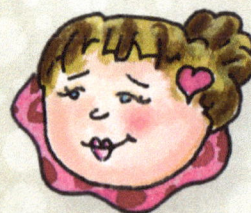 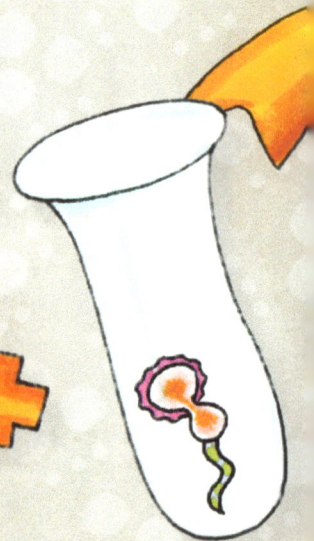

un spermatozoïde   un ovule

Dans ce cas, le docteur fertilise l'ovule de la Maman avec
le spermatozoïde du Papa dans une éprouvette et il place
alors l'embryon dans l'utérus d'une autre femme. Quand le
bébé naît elle donne à la Maman et au Papa leur bébé.

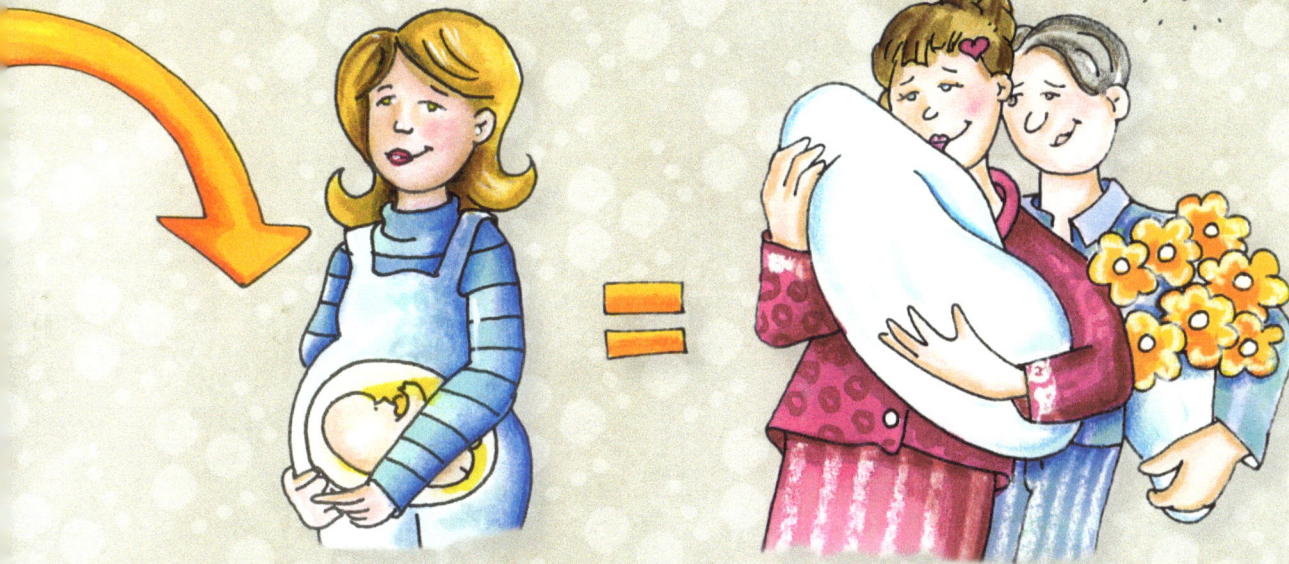

un utérus = un bébé

La recette de l'adoption

Les ingrédients manquant dans cette recette peuvent être divers, parfois c'est le sperme du Papa qui ne fonctionne pas ou parfois c'est l'ovule de la Maman ou peut-être son utérus, et souvent même les docteurs ne savent pas quel est le problème réellement.

Parfois la Maman et le Papa veulent adopter même si ils ont eus des enfants via la recette classique auparavant.

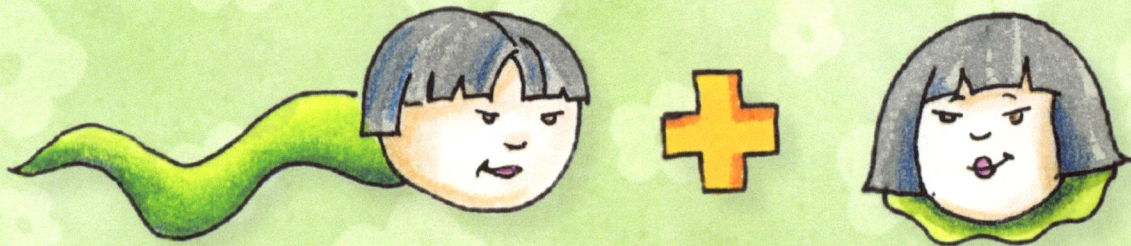

un spermatozoïde   un ovule

Dans cette recette tous les ingrédients: l'ovule et le spermatozoïde et l'utérus viennent d'un autre homme et d'une autre femme, qui ont eu leur enfant en utilisant la recette classique.
Le bébé est donné en adoption à la Maman et au Papa quand il naît ou quand il est un peu plus âgé.

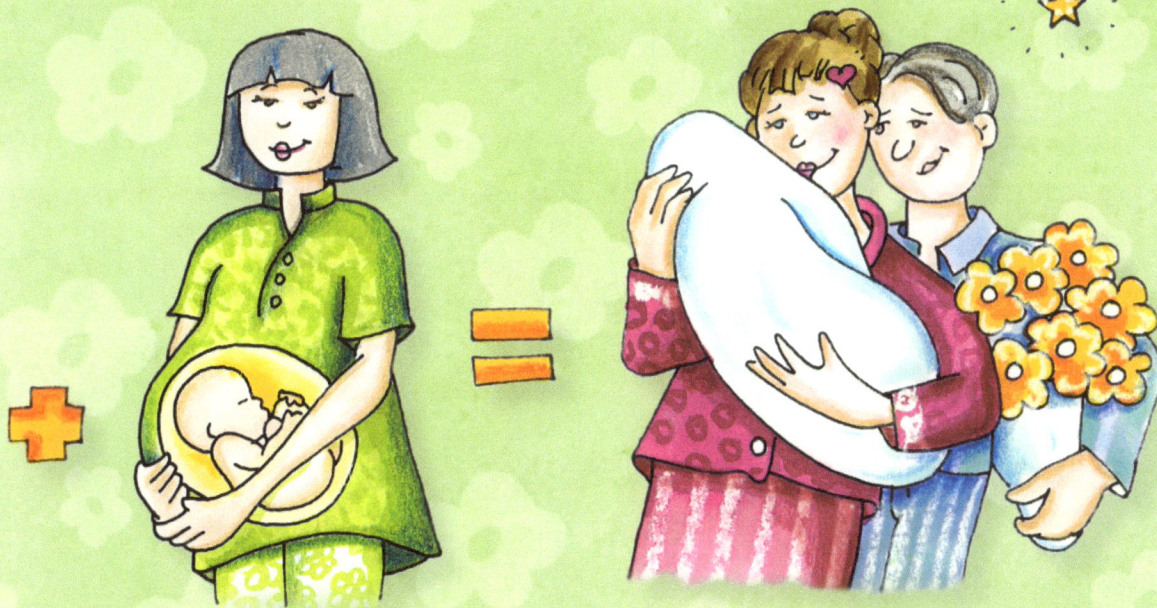

un utérus   un bébé

Les familles

De nos jours les familles sont formées de plusieurs façons différentes. Aucune n'est une meilleure façon que l'autre, elles sont seulement différentes.

Parfois les familles ont plein d'enfants et parfois elles en ont un seul.

Parfois les parents divorcent et puis ils se remarient et tout d'un coup tu peux avoir plus de frères et sœurs, parfois ils divorcent et tu n'a aucun frère ou sœur.

Parfois les parents sont jeunes et parfois ils sont plus vieux.

Parfois les familles ont un seul parent, qui peut être soit la Maman soit le Papa et certaines familles sont formées par des couples sans aucun enfant.

Chaque famille utilise une des recettes expliquées pour avoir leurs enfants. Alors ton ami, ton voisin, ton professeur, tes parents, tout le monde autour de toi est né de l'une de ces recettes.

Peut importe de quelle recette tu es né(e) ou comment tu es arrivé(e) dans les bras de ta Maman et de ton Papa, ils t'aiment de la même façon car ils voulaient que tu fasses partie de leur famille.

Nous sommes tous uniques et particuliers et peu importe de quelle façon nous avons été conçus ou faits.

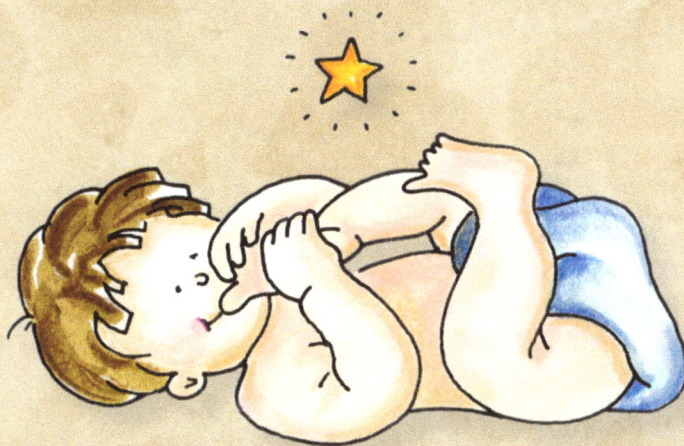

La naissance d'un bébé en elle-même est un miracle ...
Alors nous sommes tous des miracles de vie.

www.ingramcontent.com/pod-product-compliance
Lightning Source LLC
Chambersburg PA
CBHW060821270326
41930CB00003B/107

9 786072 906242